ANISHA GROVER
HIMANSHU BHUTANI
ASHISH SHARMA

Reabilitação maxilofacial

ANISHA GROVER
HIMANSHU BHUTANI
ASHISH SHARMA

Reabilitação maxilofacial

Colocação imediata ou retardada de implantes num retalho de fíbula livre reconstruído

ScienciaScripts

Imprint
Any brand names and product names mentioned in this book are subject to trademark, brand or patent protection and are trademarks or registered trademarks of their respective holders. The use of brand names, product names, common names, trade names, product descriptions etc. even without a particular marking in this work is in no way to be construed to mean that such names may be regarded as unrestricted in respect of trademark and brand protection legislation and could thus be used by anyone.

Cover image: www.ingimage.com

This book is a translation from the original published under ISBN 978-620-8-00994-6.

Publisher:
Sciencia Scripts
is a trademark of
Dodo Books Indian Ocean Ltd. and OmniScriptum S.R.L publishing group

120 High Road, East Finchley, London, N2 9ED, United Kingdom
Str. Armeneasca 28/1, office 1, Chisinau MD-2012, Republic of Moldova, Europe
Printed at: see last page
ISBN: 978-620-8-05368-0

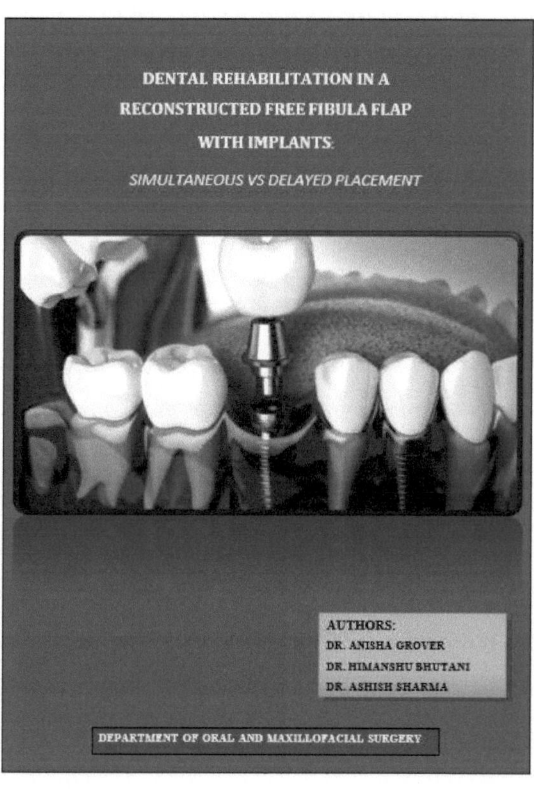
DENTAL REHABILITATION IN A
RECONSTRUCTED FREE FIBULA FLAP
WITH IMPLANTS:
SIMULTANEOUS VS DELAYED PLACEMENT
AUTHORS:
DR. ANISHA GROVER
DR. HIMANSHU BHUTANI
DR. ASHISH SHARMA
DEPARTMENT OF ORAL AND MAXILLOFACIAL SURGERY

REABILITAÇÃO DENTÁRIA EM RETALHO DE FÍBULA LIVRE RECONSTRUÍDO COM IMPLANTE

A ressecção mandibular segmentar devido a lesões malignas requer uma reconstrução maxilofacial que tem como objetivo manter ou restaurar a função, conseguir um encerramento imediato e competitivo da ferida e produzir um resultado esteticamente agradável após a ressecção. A reconstrução com retalho livre microvascular oferece uma base estável sobre a qual podem ser fabricadas próteses. O retalho ósseo mais preferido é o retalho livre do perónio, uma vez que se trata de um pedículo vascular longo, com um vaso de grande calibre, boa qualidade óssea e capacidade de moldar o osso através de múltiplas osteotomias. A colocação de dentes osseointegrados pode reconstruir quase totalmente a forma e a função. Foram observados resultados positivos com implantes posicionados tanto a nível primário como secundário. No entanto, os implantes primários apresentaram melhores resultados, uma vez que permitem que os pacientes retomem a alimentação oral e comecem a utilizar a prótese mais cedo no seu processo de cicatrização. Além disso, reduzem o custo em 24% quando comparados com os implantes colocados secundariamente.

RECONHECIMENTO

"Deus deu-nos uma mente para pensar e um coração para agradecer" Obrigado, Deus, por este dia maravilhoso. No início da minha dissertação sobre a biblioteca, gostaria de expressar a minha sincera e sentida obrigação para com todas as pessoas que me ajudaram neste projeto. Sem a sua orientação ativa, ajuda, cooperação e encorajamento, não teria conseguido avançar na dissertação.

Antes de mais, devo os meus sinceros agradecimentos e cumprimentos ao meu guia

***Dr. Himanshu Bhutani** pelo seu constante encorajamento e apoio, especialmente pelas sugestões úteis que me ajudaram muito durante o período do projeto. Sinto-me muito feliz e abençoado por ter tido esta oportunidade única de continuar a aprender sob a sua orientação.*

*Expresso a minha profunda gratidão e os meus sinceros agradecimentos ao meu co-orientador, **Dr. Ashish Sharma** (HOD, Departamento de OMFS), por ter sido fundamental para a conclusão do projeto. Não teria sido possível sem a sua orientação inestimável e o seu apoio inabalável durante este trabalho de projeto. A sua sabedoria, os seus conhecimentos e o seu compromisso com os mais elevados padrões inspiraram-me e motivaram-me a concluir este projeto.*

*A minha mais profunda gratidão vai para a minha família pelo seu amor e apoio incondicionais ao longo da minha vida; esta dissertação é simplesmente impossível sem eles. As palavras são inadequadas para exprimir os meus sentimentos para com o meu avô**, Sr. Nand Kishore Grover** e **Sr. D.D. Nagpal**, o meu pai, **Sr. Sanjay Grover**, a minha mãe, **Sra. Kanchan Grover**, a minha irmã**, Sra. Tanisha Grover**, pelas suas bênçãos, afeto e apoio moral durante esta tarefa e para com a minha querida amiga*

***Dr. Aman Yadav**, cuja companhia trouxe alegria a esta viagem.*

É um prazer reconhecer as contribuições dos meus colegas de pós-graduação,

***Dr. Bikram Rana** e **Dr. Sweta Pandey**, pela sua ajuda constante, apoio moral e encorajamento.*

*Gostaria de expressar os meus sinceros agradecimentos aos meus queridos seniores, **Dr. Rajan Arora, Dr. Sugandha Kaushik** e **Dr. Yashobanta Biswal**, pelas suas valiosas sugestões.*

Dr. Anisha Grover

ÍNDICE DE CONTEÚDOS

INTRODUÇÃO

Localizado na região da cabeça e do pescoço, o complexo maxilomandibular é um sistema complexo com inúmeras funções, incluindo a mastigação, a respiração, a deglutição, a fala e a competência labial. A transferência livre de tecidos, bem como a cirurgia microvascular, revolucionaram a reconstrução da cabeça e do pescoço, fornecendo osso e tecidos moles suficientes e fiáveis de áreas remotas para a restauração do defeito. Uma vez que os implantes endósseos oferecem uma opção segura, fiável e de longo prazo para a reconstrução, a sua utilização modernizou a reabilitação dentária, oral e facial.[9]
A reconstrução tem como objetivo manter a integridade, maximizar a função, restaurar a forma, reduzir a morbilidade e melhorar a qualidade de vida (QOL) de um determinado defeito. Para atingir estes objectivos em doentes que necessitam de transferência de tecido livre e de reabilitação com uma prótese endóssea suportada por implantes, devem ser tidos em conta vários factores.[9]
Os defeitos de tecidos duros e moles da cavidade oral após uma cirurgia que requer reconstrução sofreram uma revolução com a utilização de retalhos vascularizados. Em comparação com métodos de reconstrução alternativos, estes retalhos reduziram relativamente as complicações da cirurgia oncológica na função oral do doente, ao mesmo tempo que restauraram a forma. Para que os implantes sejam utilizados com sucesso, tem de existir uma quantidade suficiente de osso. Um osso bem vascularizado deve ter pelo menos 6 mm de largura e 10 mm de profundidade. Têm sido utilizados para a reconstrução vários retalhos, como o retalho da crista ilíaca, o retalho da fíbula, o retalho da escápula, os maxilares existentes ou o retalho composto do antebraço radial. No entanto, estão a ser efectuadas cada vez mais reconstruções com retalho de fíbula para defeitos maxilares e mandibulares. Uma das principais vantagens da fíbula é o facto de poder ser colhida até 25 cm de comprimento, o que torna possível reparar qualquer comprimento de deficiência mandibular. O osso

tubular, como a fíbula, é regularmente largo e com altura suficiente para receber implantes. Tem também a vantagem de ser bicortical, o que ajuda a promover a osseointegração durante a colocação do implante. Embora não ofereça um ambiente peri-implantar adequado, a palheta de pele é ideal para a reconstrução oral. A reparação da aba livre pode ser efectuada como um procedimento de seguimento, embora seja normalmente realizada durante a cirurgia ablativa. A colocação de implantes pode ocorrer como uma operação subsequente ou predominantemente durante a reparação. A colocação primária de implantes durante a reconstrução foi recomendada por Urken et al. A osteointegração precoce e a possibilidade de reabilitação oral precoce são os principais benefícios. Além disso, após a ablação do cancro, a reconstrução secundária permite identificar os pacientes que estão livres de doença e dá a oportunidade de avaliar a sua vontade de se submeter a uma reabilitação oral antes da reconstrução. A motivação também pode ser avaliada se um defeito pós-traumático tiver de ser reconstruído. Algumas vantagens da implantação tardia incluem a consolidação do osso, a seleção do doente e a disponibilidade de cirurgia simultânea dos tecidos moles, embora com um atraso significativo em relação ao início da terapia. A utilização de implantes em conjunto com retalhos livres proporciona a oportunidade de reabilitar o paciente através do restabelecimento das funções mastigatórias, da comunicação e da qualidade de vida. Assim, estas duas formas de reabilitação protética, nomeadamente o retalho fibular com colocação imediata de implantes ou a colocação tardia de implantes num retalho livre reconstruído da fíbula, têm os seus próprios conjuntos de vantagens e desvantagens. Esta revisão sistemática tem como objetivo determinar se uma das duas abordagens, ou seja, a colocação de implantes em simultâneo com a reconstrução mandibular ou após a reconstrução mandibular com retalho de fíbula livre, produz resultados superiores na reabilitação protética.[3]

OBJECTIVO DO ESTUDO

Avaliar e comparar as taxas de sucesso do retalho fibular simultâneo com implantes e a colocação tardia de implantes no retalho livre reconstruído da fíbula.

OBJECTIVOS DO ESTUDO

1. Avaliar os factores que afectam a taxa de sucesso de sobrevivência dos implantes num enxerto de fíbula livre micro vascular.
2. Avaliar as complicações a curto e longo prazo dos implantes em enxertos micro vasculares livres de fíbula quando colocados simultaneamente ou mais tarde após a reconstrução.

REVISÃO DE LITERATURA

1. **Jagdeep S. Chana, Yang-Ming Chang, Fu-Chan Wei, Yu-Fen Shen, Chiu-Po Chan, Hsiu-Na Lin, Chi-Ying Tsai e Seng-Feng Jeng** efectuaram um estudo em 2003 sobre a Mandibulectomia segmentar e reconstrução imediata com retalho osteosseptocutâneo de fíbula livre e implantes endósteos: Método de Tratamento para Ameloblastoma Mandibular. Estudaram treze pacientes com grandes ameloblastomas de mandíbula, submetidos à mandibulectomia segmentar e reconstrução imediata, com colocação simultânea de implantes osseointegrados. Todos os pacientes receberam enxertos de mucosa palatina ao redor dos implantes dentários 6 a 10 meses após o tratamento cirúrgico e receberam próteses implanto-suportadas mais 1 a 2 meses depois. Os pacientes eram cinco do sexo feminino e oito do sexo masculino, com uma média de idade de 32 anos (variação de 17 a 50 anos). O comprimento médio do defeito mandibular foi de 8,8 cm (variação de 5 a 13 cm). Todos os procedimentos com retalho livre de fíbula foram bem-sucedidos, sem re-explorações ou perdas parciais do retalho. Não houve evidência clínica ou radiográfica de falha durante o processo de osteointegração de nenhum implante. Com carga oclusal funcional, a perda óssea marginal à volta dos implantes foi inferior a 1,5 mm num período médio de acompanhamento de 40 meses (intervalo de 18 a 70 meses). Não se registaram recidivas durante esse período. A técnica descrita permitiu um melhor acesso ao osso no momento da reconstrução, uma avaliação imediata das relações do rebordo alveolar e uma fixação precisa da construção implante-fíbula. As vantagens deste procedimento incluíram a redução do risco de recidiva com a ressecção segmentar, a reconstrução mandibular fiável e a redução do número de procedimentos cirúrgicos, permitindo a reabilitação oral completa num período de tempo mais curto. Concluiu-se que a mandibulectomia segmentar e a reconstrução imediata com retalho osteoseptocutâneo de fíbula vascularizada, com colocação simultânea de implantes osseointegrados,

representam um método de tratamento ideal para grandes ameloblastomas da mandíbula.

2. AC. Hundepool, A. G. Dumans, S. O. P. Hofer, N. J. W. Fokkens, S. S. Rayat, E. H. van der Meij, K. P. Schepman realizaram um estudo em 2008 para avaliar o resultado clínico e a qualidade de vida na reabilitação após a reconstrução mandibular com retalho livre de fíbula. Os tumores (benignos ou malignos), a osteorradionecrose ou a osteomielite conduzem por vezes a grandes ressecções segmentares da mandíbula. Os retalhos livres osteo(cutâneos) da fíbula (OFFF) são utilizados para reconstruir estes defeitos. As novas relações anatómicas, bem como a possível irradiação dos tecidos locais, tornam a reabilitação dentária complicada. O objetivo deste estudo foi determinar a taxa de reabilitação dentária com uma prótese inferior implanto-suportada ou aparelhos fixos, após ressecção segmentar e reconstrução da mandíbula com um OFFF. Foram obtidos dados de 70 pacientes, submetidos a ressecção segmentar da mandíbula seguida de reconstrução com um OFFF, de 1995 a 2005. A reabilitação dentária foi definida como um paciente que, após a ressecção mandibular segmentar e a reconstrução com um OFFF, recebeu uma prótese inferior retida por implantes ou um aparelho fixo. Foram avaliadas as avaliações clínicas e funcionais, bem como a qualidade de vida e a satisfação com a prótese. Vinte e quatro dos 70 pacientes receberam implantes dentários; 18 receberam reabilitação dentária completa. Apenas uma pequena percentagem de pacientes com reconstruções mandibulares segmentares com um OFFF recebeu reabilitação dentária completa, principalmente devido à fraca sobrevivência após o tratamento de tumores malignos da cavidade oral. Os efeitos benéficos da reabilitação dentária com uma prótese implanto-suportada ou aparelhos fixos, favoreceram principalmente os aspectos cosméticos, em vez da função oral.

3. Bodard Anne-Gaëlle a, Salino Samuel a, Bémer Julie b , Lucas Renaud a , Breton Pierre Publicou um artigo em 2011 sobre a colocação de implantes dentários após a reconstrução mandibular por retalho livre microvascular da fíbula, no qual mencionou que a reconstrução mandibular por retalho livre microvascular da fíbula melhorou drasticamente a qualidade de vida dos pacientes tratados por cirurgia interruptiva. Pode ser utilizada uma prótese simples para a reabilitação dentária, mas, em muitos casos, estas próteses continuam a não ser funcionais. O estudo enfatizou a utilização de implantes osseointegrados, uma vez que estes restauram tanto a função como a estética. A técnica de implantação no retalho de fíbula é muito semelhante à técnica na mandíbula nativa, mas o acesso ao osso é o passo mais difícil da cirurgia. A taxa de sucesso da osteointegração varia entre 86% e 99%, mas a taxa de sucesso da prótese é muito inferior, o que pode dever-se à discrepância vertical entre o enxerto e a mandíbula remanescente, o que leva a uma relação implante-coroa desfavorável. A qualidade dos tecidos moles é também um fator limitativo da prótese, surgindo frequentemente hipertrofia após a colocação dos pilares. O tipo de prótese (fixa ou removível) também deve ser discutido. As considerações oclusais devem ser realçadas, uma vez que a oclusão permanece anormal em muitos casos. As imagens tridimensionais podem ajudar no planeamento destas reconstruções complexas.

4. S. Ferrari a , C. Copelli a, B. Bianchi a , A. Ferri a , T. Poli a , T. Ferri b , P. Gallesi a, Sesenna a , Brevi a realizaram um estudo em 2011 para avaliar o resultado clínico e os resultados estéticos e funcionais da reabilitação com implantes de mandíbulas reconstruídas com retalho livre de fíbula. Foram revistas as fichas de pacientes submetidos a reconstrução mandibular com retalho livre de fíbula e reabilitação protética com implantes entre 1998 e 2008 na Unidade Operativa de Cirurgia Maxilofacial de Parma, Itália. No estudo das taxas de sobrevivência estimadas dos implantes colocados em mandíbulas reconstruídas, identificámos os factores de prognóstico e avaliámos os resultados funcionais. Foram incluídos no estudo catorze pacientes com uma idade média de 50 anos (intervalo de 15 a 63 anos). Um total de 62 implantes foram posicionados. Ocorreram complicações em 7 casos, tendo a maioria dos pacientes relatado uma melhoria na função e na estética. Com isto, concluíram que foi observada uma elevada taxa de sobrevivência para implantes colocados em mandíbulas reconstruídas com retalho livre de fíbula. Embora se acreditasse que diferentes factores estivessem associados a um pior prognóstico (radioterapia, defeitos compostos, etc.), não foi encontrada qualquer significância estatística, mostrando que não existem contra-indicações absolutas para a colocação de implantes

5. Rutger H Schepers, Joep Kraeima, Arjan Vissink, Lars U Lahoda, Jan LN Roodenburg, Harry Reintsema, Gerry M Raghoebar, Max J Witjes estudaram a exatidão da reconstrução maxilofacial secundária com enxertos de fíbula pré-fabricados utilizando o planeamento 3D e a reconstrução guiada em 2015. Compararam o plano cirúrgico 3D pré-operatório com o resultado cirúrgico da reconstrução secundária complexa em duas fases de defeitos maxilofaciais utilizando implantes inseridos no enxerto de fíbula pré-fabricado. Foram realizadas onze reconstruções de defeitos maxilofaciais com fíbulas pré-fabricadas utilizando um planeamento virtual 3D. A exatidão da colocação dos enxertos de fíbula e dos implantes dentários foi comparada com os planos virtuais 3D pré-operatórios através da sobreposição do pré-operatório e do pós-operatório. De acordo com as imagens de TC sobrepostas nos maxilares antagónicos, verificaram que os segmentos de fíbula e os implantes tinham desvios médios de 4,7 mm (IQR: 3-6,5 mm) e 5,5 mm (IQR: 2,8-7 mm), respetivamente, da localização prevista. Os exames de TC foram então sobrepostos aos segmentos da fíbula, que mostraram uma diferença mediana na localização entre a fíbula e o implante de 0,3 mm (IQR: 0-1,6 mm) e 2,2 mm (IQR: 1,5-2,9 mm), respetivamente. Assim, concluíram que a posição final do enxerto de fíbula é determinada pela oclusão da prótese, que é projectada a partir do plano 3D. De uma perspetiva protética, a precisão do planeamento cirúrgico 3D da reconstrução de defeitos maxilofaciais com um enxerto de fíbula e os implantes permite uma posição funcional favorável dos implantes e do enxerto de fíbula.

6. Lei Zhang, Qian Ding, Cunrui Liu, Yannan Sun, Qiufei Xie,Yongsheng Zhou fizeram uma revisão sistémica em 2016 sobre a sobrevivência, a função e as complicações dos implantes orais colocados em retalhos ósseos na reabilitação do maxilar. Descobriram que a taxa de sobrevivência dos implantes colocados em retalhos ósseos na reabilitação do maxilar variava entre 82,4% e 100%. As complicações mais comuns relacionadas com estes implantes foram a reabsorção óssea peri-implantar ou inflamação peri-implantar e a proliferação de tecidos moles peri-implantares. Os principais factores associados à taxa de sobrevivência dos implantes em retalhos ósseos foram o tempo de colocação do implante e a radioterapia. Apesar de alguns problemas persistentes nos tecidos moles e da perda de implantes, a maioria dos pacientes alcançou um resultado funcional e estético satisfatório, conforme avaliado pelo exame clínico e subjetivamente pelos pacientes na entrevista. A reabilitação protética dentária suportada por implantes em maxilares reconstruídos melhorou a qualidade de vida em termos de fala, nutrição, competência oral e aparência facial. Com isto, concluíram que a colocação de implantes em retalhos ósseos na reabilitação dos maxilares demonstrou ser uma técnica fiável com uma elevada taxa de sobrevivência.

7. Ryan S. Jackson, Daniel L. Price, Kevin Arce, Eric J. Moore efectuaram uma investigação que avaliou os resultados clínicos do implante dentário osseointegrado de retalhos livres da fíbula para reconstrução mandibular em 2016. Realizaram uma revisão retrospetiva entre 2005 e 2014 em todos os pacientes submetidos a reconstrução de tecido livre de fíbula de defeitos mandibulares e implante dentário endósseo. O resultado foi avaliado com base no momento da implantação, localização dos implantes, histórico de tabaco, álcool e radiação, motivo da mandibulectomia. No estudo, quarenta e seis pacientes (idade média de 58,0 anos; 31 homens e 15 mulheres) foram submetidos a implantes dentários de enxerto de fíbula. Foi inserida uma média de 5 implantes por paciente (intervalo: 2-7), num total de 227 implantes. O total de implantes inseridos no retalho de fíbula foi de 183. Vinte pacientes receberam 96 implantes através de implantação primária, enquanto 26 pacientes receberam 131 implantes através de implantação secundária. Foram observados 22 problemas relacionados com os implantes (falha do implante, n = 10; granulação ou crescimento excessivo de tecidos moles, n = 6; osso exposto à volta do implante, n = 6) em 16 pacientes, sem falhas no retalho. Quinze implantes tiveram que ser removidos devido à falha do implante em dez indivíduos (22%). Destes pacientes, nove foram submetidos a uma reabilitação dentária efectiva; quatro tiveram os seus implantes substituídos e cinco não necessitaram de qualquer implante adicional. Com o seu estudo, concluíram que a implantação dentária através da osteointegração é um processo geralmente seguro com efeitos secundários mínimos. Os enxertos de fíbula vascularizada são uma boa opção para a reconstrução da mandíbula e podem suportar implantes dentários primários e secundários.

8. Davide Sozzi a, Giorgio Novelli a, Rebeka Silva b, Stephen T. Connelly b, Gianluca M. Tartaglia realizaram um estudo em 2017 sobre a reabilitação com implantes na reconstrução com retalho livre de fíbula. O objetivo do estudo foi determinar a taxa de sucesso de implantes dentários e próteses numa coorte de pacientes que foram submetidos a um retalho livre de fíbula vascularizado (FFF) para reconstrução maxilar ou mandibular. A amostra foi composta por todos os pacientes que foram submetidos a cirurgia de FFF entre 1998 e 2012 e tiveram colocação de implante dentário simultâneo ou secundário. Um total de 28 pacientes preencheram os critérios de inclusão. Destes, 22 pacientes participaram na revisão retrospetiva. Os pacientes foram examinados por um observador independente entre janeiro e dezembro de 2015. Além disso, todos os pacientes preencheram um questionário para avaliar a satisfação com a prótese suportada por implantes. Doze homens e dez mulheres, com idades compreendidas entre os 12 e os 70 anos, foram incluídos no estudo. Foram inseridos 100 implantes no total, 92 dos quais no osso fibular e 8 no osso nativo. Na maxila foram colocados 35 implantes, 11 em pacientes irradiados e 28 em pacientes não irradiados - no osso fibular e 4 no osso nativo. Na mandíbula, foram inseridos 57 implantes no osso fibular e 4 no osso nativo (15 em doentes que tinham recebido radioterapia e 46 em doentes que não tinham recebido). Em média, o acompanhamento foi efectuado 7,8 anos após a colocação do implante (com um intervalo de 1,3 a 17,5 anos). A taxa de sobrevivência do implante foi de 98% (IC 95%: 92,2%-99,5%). O resultado foi que não foi encontrada nenhuma diferença estatisticamente significativa no sucesso do implante entre os implantes maxilares e mandibulares, ou entre osso irradiado e não irradiado. A taxa de sucesso das próteses, determinada pelo exame clínico e pela satisfação do paciente, foi de 100%. Assim, o estudo sugere que a sobrevivência dos implantes é elevada e que as próteses suportadas por implantes são uma opção de reabilitação fiável em pacientes cujos maxilares foram reconstruídos com um FFF.

9. D. Pauchet a, J.-L. Pigot b, F. Chabollea,c, C.-A. Bach publicou um artigo em 2017 sobre o retalho livre de fíbula pré-fabricado com implantes dentários para reconstrução mandibular. Afirmou que o transplante de fíbula livre é utilizado rotineiramente para a reconstrução mandibular no cancro da cabeça e do pescoço. A reabilitação dentária, o objetivo da reconstrução mandibular, requer a utilização de implantes dentários como suportes para próteses fixas ou removíveis. O posicionamento dos enxertos ósseos fibulares e dos implantes determina a osseointegração do implante e as possibilidades de reabilitação dentária. A pré-fabricação de um retalho livre de fíbula com implantes dentários antes da colheita como retalho livre pode promover a osteointegração do implante. A posição dos implantes deve então ser planeada com precisão. A cirurgia virtual e as técnicas de desenho e pré-fabricação assistidas por computador são utilizadas para planear a reconstrução e, em seguida, reproduzir este planeamento através de guias de corte da fíbula e da mandíbula adaptadas, garantindo assim o posicionamento correto dos fragmentos ósseos da fíbula e dos implantes. A técnica do retalho livre de fíbula pré-fabricado requer dois procedimentos cirúrgicos (pré-fabricação e transferência do retalho) e um planeamento pré-operatório preciso. O retalho livre de fíbula pré-fabricado com implantes dentários, ao melhorar a qualidade da osteointegração dos implantes antes da transferência do retalho, alarga as possibilidades de reabilitação protética em reconstruções mandibulares secundárias complexas.

10. Fatih Cabbar, Nihal Durmus, Kocaaslan,Bülent Saçak, Gonca Duygu Çapar, Özhan Çelebiler realizaram um estudo piloto em 2018 para comparar os resultados de implantes colocados imediatamente versus um protocolo retardado para retalhos de fíbula livre revascularizados (FFF). O estudo inclui pacientes que tiveram FFF entre 2014 e 2017. Após a cirurgia reconstrutiva, os implantes foram colocados imediatamente ou 23,63 ± 10,61 meses depois. Quando os formadores de gengiva estavam a ser expostos e aparafusados quatro meses após a cirurgia, foram realizados estudos de frequência de ressonância. Foi escolhido como limiar de significância estatística o valor de $P < 0,05$. O estudo incluiu oito pacientes, com uma idade média de 46,75 ± 12,96 anos (quatro homens e quatro mulheres). No FFF, foram posicionados 26 implantes no total - 12 retardados e 14 imediatos -, enquanto 28 foram colocados no alvéolo. As pontuações do quociente de estabilidade do implante (ISQ) estavam todas dentro da região de alta estabilidade. Nos controlos iniciais (79,25 ± 4,77) e imediatos (73,14 ± 7,42) da colocação do implante, houve diferenças estatisticamente significativas, mas não nos segundos controlos (79,17 ± 3,59 e 76,00 ± 6,18). Do primeiro para o segundo controlo, os valores do ISQ após a colocação imediata do implante aumentaram significativamente ($P = 0,018$). Os implantes colocados bicorticalmente demonstraram classificações consideravelmente mais elevadas do que os implantes colocados unicorticalmente ($P <.05$). Os valores de ISQ dos grupos de osso alveolar e FFF foram comparáveis ($P >.05$). Chegaram à conclusão de que tanto a colocação imediata como a tardia de implantes podem resultar em pontuações de estabilidade elevadas comparáveis às do osso alveolar. A melhoria da estabilidade do implante é o resultado da implantação bicortical.

11. Sameh Attia a, Joerg Wiltfang b, Jorn Pons-Kühnemann, Jan-Falco Wilbrand, Philipp Streckbein, Christopher Kahling, Hans-Peter Howaldt, Heidrun Schaaf Realizou um estudo em 2018 sobre A cirurgia oncológica ablativa para tratar o cancro da cabeça e do pescoço desencadeia frequentemente a necessidade de reconstrução do maxilar. O objetivo do estudo era avaliar a sobrevivência de implantes dentários colocados em áreas reconstruídas após a transferência de tecido da fíbula para a mandíbula. Foram estudados retrospetivamente 34 pacientes submetidos a cirurgia ablativa de tumores e reconstrução da mandíbula com retalhos livres de fíbula osteocutânea e que, posteriormente, receberam implantes dentários, avaliando-se a sobrevivência e o sucesso dos implantes, a sobrevivência do retalho de fíbula e os dados clínicos e radiográficos. Descobriram que dos 34 pacientes incluídos, 23 foram diagnosticados com carcinoma de células escamosas. No total, foram inseridos 134 implantes dentários no osso do perónio transferido. A taxa de sobrevivência cumulativa dos implantes foi de 81%. A taxa de sobrevivência dos 34 retalhos de fíbula transplantados após a reconstrução cirúrgica foi de 97%. Assim, concluíram que a inserção de implantes endósseos após a reconstrução do maxilar utilizando tecido vascularizado da fíbula permite uma reabilitação dentária bem sucedida em pacientes com cancro oral.

12. Deanna c. Menapace; kathryn m. Van abel, md; ryan s. Jackson, md; eric j. Moore, md no ano de 2018 realizaram uma revisão retrospetiva num único centro de referência académico terciário, no qual 23 doentes foram submetidos a implantação primária ou secundária após FFTT para ORN e ON entre 1 de janeiro de 2006 e 10 de novembro de 2015.Vinte e três pacientes (sete do sexo feminino e dezasseis do sexo masculino; idade média [DP]: 62,4 [8,2] anos; variação: 24-81 anos) preencheram os requisitos para inclusão. Destes, cinco tinham ON e dezoito tinham ORN. O implante dentário foi efectuado primariamente em 11 doentes e concomitantemente em 12 doentes durante o FFTT. Foi colocada uma média de 5,2 implantes por doente, num total cumulativo de 121 implantes. No grupo de implantação primária, registou-se uma única falha total do retalho. O momento da implantação não teve qualquer efeito nos problemas do retalho ou do implante. No grupo de implantação inicial, a taxa de sobrevivência do implante foi de 95% (55 em 58), enquanto no grupo de implantação secundária foi de 98% (62 em 63). Após a implantação primária, houve um tempo consideravelmente mais curto ($P < .001$) entre o FFTT e a inserção do pilar (implantação primária, 19,6 semanas; implantação secundária, 61,0 semanas). Clinicamente, não houve diferença entre ORN e ON em termos de resultados de implantes ou problemas pós-operatórios. Tendo em conta um $P = 0{,}001$ ajustado à experiência, definido como significativo (discurso normal, 9 versus 3; $P = 0{,}02$; e competência oral normal, 9 versus 3; $P = 0{,}02$), a melhoria do discurso e da competência oral no grupo de implante primário em comparação com o grupo de implante secundário não foi estatisticamente significativa. A taxa de sobrevivência total livre de doença foi de 91% (20 de 22 indivíduos). Para o implante original, as despesas fixas por unidade (U) foram de 1,0 U, e para o implante secundário, de 1,24 U.

13. Stavan Y. Patel, Dongsoo D. Kim, Ghali E. Ghali publicaram um artigo em 2019 intitulado Reconstrução Maxilofacial Utilizando Retalhos Livres de Fíbula Vascularizados e Implantes Endósseos. Eles mencionaram que o uso de retalho livre de fíbula e prótese endóssea suportada por implante para reconstrução de subunidades maxilofaciais melhora muito a função, a forma e a qualidade de vida dos pacientes. Além disso, a seleção do retalho e a colocação do implante primário versus secundário para a reconstrução devem ser individualizadas com base na história, no prognóstico, nas comorbilidades, nas necessidades e nos desejos dos doentes. Deve ser dada especial atenção à seleção do doente, ao planeamento cirúrgico, à colocação do implante, à gestão dos tecidos moles e às considerações protéticas para evitar complicações e obter resultados estáveis a longo prazo. A motivação do doente, a higiene meticulosa e o acompanhamento a longo prazo são importantes para a manutenção e o êxito da reconstrução.

14. Truc Thi Hoang Nguyen, Mi Young Eo, Hoon Myoung, Myung-Joo Kim e Soung Min Kim publicaram um artigo em 2020 sobre próteses fixas e removíveis suportadas por implantes na mandíbula fibular. Estudaram sete pacientes que foram tratados com cirurgia reconstrutiva da mandíbula FFF combinada com a instalação de implantes dentários e o fabrico de próteses suportadas por implantes. Concluíram que, com os desafios presentes nos pacientes reconstruídos com FFF, uma prótese implanto-suportada é uma opção fiável para uma reabilitação oral estável e funcional. A prótese implanto-suportada no FFF tem óptimos resultados relativamente à restauração da função (mastigação, deglutição e fala), aparência e prognóstico geral.

15. Jason Diab, David Leinkram, James Wykes, Kai Cheng, Christine Wallace, Dale Howes, Jasvir Singh, Carsten Palme e Jonathan Clark publicaram um artigo em 2020 sobre a reconstrução maxilofacial com retalhos pré-fabricados pré-laminados e livres de osso. Descobriram que o retalho pré-fabricado da fíbula é um método avançado de reconstrução com base na oclusão que combina a colocação de implantes dentários osseointegrados com a pré-laminação, utilizando um enxerto de pele dividido na fíbula, semanas antes da reconstrução definitiva. Esta abordagem é intensiva em recursos, mas tem várias vantagens, incluindo a eliminação do atraso entre a reconstrução e a reabilitação dentária. Foi efectuado um estudo de coorte retrospetivo de todos os retalhos de fíbula pré-fabricados utilizados para a reconstrução da mandíbula e maxilar de 2012 a 2020. As medidas de resultado foram a sobrevivência do implante, a utilização do implante e a reabilitação dentária funcional. O estudo concluiu que o retalho de fíbula pré-fabricado proporciona uma excelente reabilitação dentária em pacientes bem selecionados.

16. Corentin Illand, Florent Destruhaut, André Luis Porporatti, Claudine Wulfman, Adrien Naveau, Christophe Rignon-Bret Realizou uma revisão sistemática em 2022 para avaliar a taxa de sobrevivência de implantes em mandíbulas reconstruídas com retalho de fíbula livre após ressecção de tumor oral após 1 ano de carga protética. Um objetivo secundário foi comparar protocolos de colocação de implantes imediatos ou tardios nesta população. Foram realizadas pesquisas electrónicas e manuais em diferentes bases de dados para ensaios controlados e prospectivos que indicassem a taxa de sobrevivência dos implantes. Entre 305 artigos primariamente selecionados, 109 eram elegíveis após a leitura do título e do resumo, e 8 foram incluídos após a leitura do texto completo: 2 ensaios aleatórios controlados e 6 estudos prospectivos que incluíam 140 pacientes e 507 implantes. As meta-análises estimaram uma taxa de sobrevivência global de 97% (IC 95%: 94% a 99%) após 1 ano de carga protética. A taxa de sobrevivência foi de 98% (95% CI: 94% a 100%) com implantação imediata e 97% (95% CI: 90% a 99%) com implantação tardia. Apenas 3 estudos relataram tratamento com radioterapia, sem impacto real na taxa de sobrevivência do implante. No geral, 69% dos tumores eram benignos. Com isso, concluíram que a colocação de implantes em retalhos vascularizados de fíbula na mandíbula é recomendada para pacientes submetidos à reconstrução mandibular segmentar após ressecção tumoral. Dentro das limitações deste estudo, não foi encontrada diferença significativa nas taxas de sobrevivência entre a colocação imediata e tardia do implante.

METODOLOGIA

Estratégia de investigação

Foi efectuada uma pesquisa elaborada em bases de dados utilizando motores (google scholar, Pubmed, Ebsco Host, Medline, biblioteca Cochrane e Embase) para recolher artigos relativos à reabilitação maxilofacial utilizando retalho fibular com implantes imediatos versus colocação tardia de implantes em retalho livre de fíbula reconstruído. A seleção de estudos foi restringida a artigos publicados em inglês e desde o ano 2000 até julho de 2023. Os termos booleanos utilizados para a pesquisa foram Fibula free flap (FFF), Dental implant, Mandibular reconstruction, Implant-supported prosthesis, Head and neck cancer, Microsurgical free flap Fibula, Free bone flap, Secondary reconstruction Dental implants. (retalho livre da fíbula"[Mesh] OR "implante endósseo"[Todos os campos] AND "reconstrução mandibular [Todos os campos] OR "implantes endósseos imediatos"[Todos os campos] AND "maxilofacial" [Todos os campos] OR "retalho livre da fíbula com implantes imediatos" AND ("reconstruction "Mesh] OR "dental rehabilitation" [Todos os campos] OR "mandibular reconstruction techniques"(Todos os campos] OR "prosthetic"[Todos os campos] AND "rehabilitation"[Todos os campos) AND "fibula"[Todos os campos] AND "flap" [Todos os campos] .

Técnica

Os tipos de estudos incluídos foram revisões sistemáticas, ensaios de controlo aleatórios e investigação original. A revisão foi efectuada de acordo com as diretrizes da declaração PRISMA (Preferred Reporting items for systemic Reviews and Meta-Analysis) após uma análise PICO detalhada.

CRITÉRIOS

Critérios de inclusão: Inclui revisões sistemáticas, ensaios de controlo aleatórios, discussões e investigação original envolvendo o seguinte,

1. Artigos que envolvam a ressecção e reconstrução mandibular ou maxilar que envolvam a utilização de retalhos microvasculares de fíbula seguidos da inserção de implantes dentários.
2. Artigos que envolviam a ressecção de tumores que envolviam a mandíbula, seguida de reconstrução imediata com retalhos livres de fíbula e colocação de implantes dentários após alguns meses.
3. Artigos envolvendo reconstrução secundária da maxila ou mandíbula usando um enxerto de fíbula vascularizado livre
4. Artigos que envolvem a utilização de um retalho de fíbula com colocação de implantes dentários primários.
5. Artigos que avaliam as taxas de sucesso de implantes num enxerto osteocutâneo de fíbula livre.
6. Artigos que analisam as complicações precoces e tardias de implantes imediatos colocados com retalhos osteomiocutâneos de fíbula livre.
7. Artigos que analisam as complicações precoces e tardias da colocação tardia de implantes num retalho osteomiocutâneo livre do perónio utilizado para reconstrução.

Critérios de exclusão: Exclui revisões sistemáticas, ensaios de controlo aleatório, discussões e investigação original que envolvam o seguinte,

1. Artigos sem reabilitação dentária com implantes dentários num maxilar reconstruído.
2. Artigos que envolvam a reconstrução da mandíbula utilizando outros tipos de retalhos (por exemplo, retalhos da crista ilíaca ou do antebraço radial).

3. Artigos que envolvam a reconstrução com recurso a auto-enxertos que não o retalho livre do perónio.

ANÁLISE PICO

Qual a melhor abordagem para a reabilitação maxilofacial, utilizando o retalho fibular com colocação simultânea de implantes ou a colocação tardia de implantes num retalho livre de fíbula reconstruído.

População Pacientes submetidos a ressecção e reconstrução mandibular ou maxilar que envolveu a utilização de retalhos microvasculares de fíbula seguidos da inserção de implantes dentários.

Intervenção Retalho fibular com colocação simultânea de implantes para reabilitação maxilofacial.

Comparação da reabilitação maxilofacial com a colocação tardia de implantes em retalho livre de fíbula reconstruído.

Resultado Sobrevivência do retalho, Osseointegração do implante, Sobrevivência do implante, Complicações.

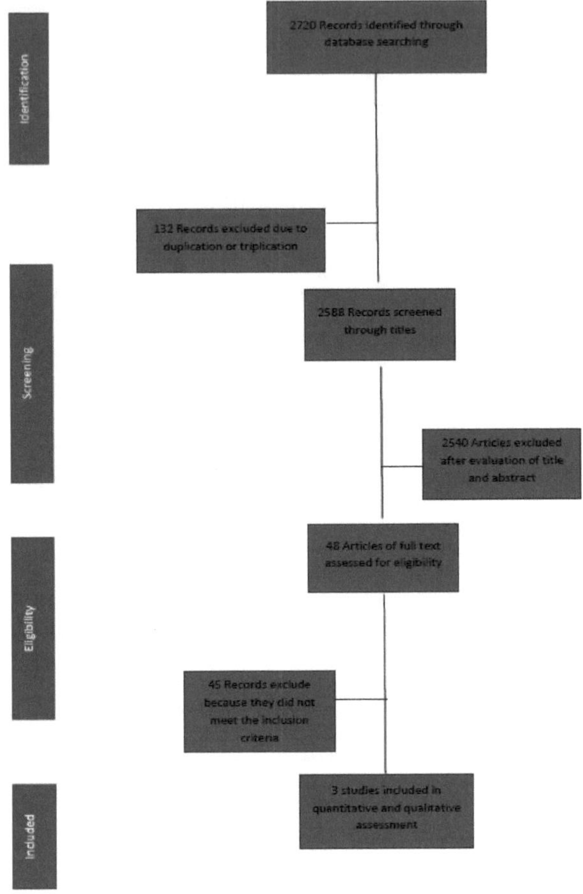

Foram obtidos 2720 registos através de pesquisas nas bases de dados. Após a remoção de duplicados, foram excluídos 132 registos. Dos restantes 2588 registos, os títulos foram analisados e 2540 artigos foram excluídos após a avaliação do título e do resumo. Subsequentemente, 48 artigos com texto completo foram avaliados quanto à elegibilidade, dos quais 45 não cumpriam os critérios de inclusão e foram excluídos. Por fim, foram selecionados 3 estudos para avaliação quantitativa e qualitativa da reabilitação maxilofacial com recurso a retalho fibular com implantes imediatos versus colocação tardia de implantes em retalho de fíbula livre reconstruído. Depois disso, foi efectuada uma revisão e análise exaustivas dos artigos para saber qual a melhor opção para a reconstrução do retalho de fíbula livre para a reabilitação maxilofacial.

Objetivo da análise:

Foi efectuada uma revisão e análise exaustivas dos artigos para identificar, avaliar e comparar as taxas de sucesso do retalho fibular com implantes imediatos e colocação de implantes tardia em retalhos livres reconstruídos da fíbula.

RESULTADO

Esta revisão sistemática foi realizada de acordo com as diretrizes Preferred Reporting Items for Systematic Reviews and Meta-Analyses (PRISMA). As pesquisas nas bases de dados resultaram em 2720 registos. 132 registos foram excluídos devido a duplicação ou triplicação. Foram selecionados 2588 registos através dos títulos. 2540 artigos foram excluídos após avaliação do título e do resumo. 48 artigos de texto completo foram avaliados quanto à elegibilidade. 45 registos foram excluídos por não cumprirem os critérios de inclusão. 3 estudos incluídos na avaliação quantitativa e qualitativa da reabilitação maxilofacial utilizando retalho de fíbula com implantes imediatos vs colocação tardia de implantes em retalho de fíbula livre reconstruído.

RESULTADOS DE ESTUDOS INDIVIDUAIS

1. Deanna C. Menapace, Kathryn M. Van Abel, Ryan S. Jackson, Eric J. Moore

No estudo inicial, dos doentes com ORN, 12 foram submetidos a um implante primário e 11 a um implante secundário, com pelo menos 6 meses de seguimento. Os doentes que receberam o implante primário começaram a utilizar os seus implantes, em média, 41,4 semanas mais cedo do que os do grupo do implante secundário ($P < .001$). No último seguimento (implante primário, 80 semanas; implante secundário, 126 semanas), todos os pacientes estavam a utilizar os seus implantes.

Sobrevivência da aba

Todos os doentes tiveram uma aceitação bem sucedida do retalho, exceto um doente com implantes imediatos que sofreu uma falha total do retalho devido a insuficiência venosa e arterial provocada por uma infeção. A revascularização com precaução não resultou. Para além disso, a deiscência da pá de pele e a extrusão da placa ou do parafuso foram os problemas mais frequentes. No final, este paciente necessitou de FFTT contralateral. Ocorreu uma falha parcial do retalho num doente em que foram planeados implantes tardios. Sem variação no período de implantação, seis pacientes apresentaram infeção pós-operatória. Em algum momento da terapêutica, treze doentes necessitaram de voltar ao bloco operatório, não havendo diferença entre o grupo de implantação inicial ($n = 7$) e o grupo de implantação secundária ($n = 6$).

Integração de implantes

O implante após inset foi efectuado no momento da cirurgia para os doentes que receberam o implante primário. O implante primário foi efectuado antes da inserção do retalho, mas após a colheita do retalho e a colocação da placa. Os doentes tinham normalmente de esperar três meses após a implantação para permitir a osteointegração. Após a cirurgia, os implantes eram expostos para utilizar e instalar um pilar. De modo a permitir a união óssea nos locais de osteotomia do segmento da fíbula, os doentes que tinham uma implantação secundária recebiam implantes cerca de três meses após a FFTT original. Após a colocação dos implantes, decorreu um período de osseointegração de 3 a 5 meses antes de os implantes serem expostos e os pilares serem colocados. Os implantes apresentaram uma boa tolerabilidade e não se registou qualquer variação clínica discernível nos problemas relacionados com os implantes entre os grupos submetidos a implantes primários e secundários. Tanto a implantação primária como a secundária de implantes dentários não pareceram afetar os resultados do retalho; no entanto, a implantação primária demonstrou um regresso à função mais rápido e menos dispendioso.

Complicações

A formação de tecido de granulação foi a complicação mais frequente relacionada com o implante, ocorrendo em 3 doentes (3 no grupo do implante primário e 2 no grupo do implante secundário). Cada grupo incluiu um doente com osso exposto junto ao implante. Cada grupo incluiu um doente com uma infeção junto ao implante. Em comparação com quatro pacientes no grupo de implantação inicial, três pacientes no grupo de implantação secundária necessitaram de uma revisão do implante. No total, foram extraídos onze implantes, seis do grupo de implantação primária e cinco do grupo de implantação secundária. Sete dos implantes foram substituídos de imediato. No seguimento mais recente disponível, a taxa de sobrevivência dos implantes do grupo de implantação primária era de 94,9%, enquanto a taxa do grupo de implantação secundária era de 98,4%.

2. Ryan S. Jackson, Daniel L. Price, Kevin Arce, Eric J. Moore

De novembro de 2005 a julho de 2014, 162 pacientes com anomalias de mandibulectomia segmentar foram submetidos a reparação de tecido livre da fíbula. Desses pacientes, quarenta e seis (28,4%) tiveram implante dentário no enxerto de fíbula e foram estudados dessa forma. Treze pacientes do sexo feminino e trinta do sexo masculino compunham o grupo, com uma média de idade de 58,0 anos (variação: 16,6-80,3 anos; mediana, 61,6 anos). Foram colocados 227 implantes no total, com uma média de 5 implantes por paciente.

Integração de implantes

A duração média entre a implantação do implante e a entrega de uma prótese fixada por implante foi de 32 semanas. P = 0,73 indica que a duração média da implantação primária foi de 34,6 semanas, enquanto a duração média da implantação secundária foi de 31,1 semanas. 64 semanas foi o tempo mediano global desde o retalho livre até à utilização da prótese fixa sobre implante. Para a implantação primária, a duração mediana foi de 34,6 semanas, enquanto que para a implantação secundária foi de 75,4 semanas.

Sobrevivência da aba

Não houve falhas no retalho. Cinco retalhos (10,8%) necessitaram de retorno do doente ao bloco operatório para evacuação de um hematoma.

Sobrevivência dos implantes

Do total de 46 implantes colocados, 10 implantes falharam nos pacientes e os restantes integraram-se bem. Entre estes 10 implantes, 4 foram colocados imediatamente e 6 foram colocados secundariamente à reconstrução, tendo sido substituídos posteriormente. Os restantes doentes foram reabilitados com sucesso com os implantes restantes e não necessitaram de substituição. Além disso, os implantes imediatos revelaram um crescimento excessivo dos tecidos moles num implante, em comparação com 5 implantes secundários. Havia osso exposto à volta de 2 implantes imediatos, em comparação com 4 implantes secundários. Não se registaram diferenças na sobrevivência dos implantes entre os pacientes irradiados e não irradiados ou com base no momento da irradiação.

Complicações

Foram observadas complicações relacionadas com os implantes, como o crescimento excessivo de tecido mole num único implante imediato e em 5 implantes secundários, bem como osso exposto à volta do implante em 2 implantes imediatos e 4 implantes secundários.

Entre as complicações relacionadas com os doentes, observou-se perda parcial do enxerto de pele da zona dadora em 4 implantes imediatos e 8 implantes secundários, deiscência intra-oral em 2 implantes imediatos e 3 implantes tardios, hematoma no pescoço em 1 implante primário e 4 implantes tardios.

3. Fatih Cabbar, Nihal Durmus, Kocaaslan, Bülent Saçak, Gonca Duygu Çapar, Özhan Çelebiler

O estudo envolveu oito pacientes, sendo quatro homens e quatro mulheres, com idade média de 46,75 ± 12,96 anos (variação: 26 a 63 anos). A reconstrução FFF foi indicada para fibroma ameloblástico na mandíbula (um ameloblastoma mandibular (dois pacientes), feridas de arma de fogo mandibular (dois pacientes), granuloma de células gigantes mandibular (um paciente), osteossarcoma mandibular (um paciente) e carcinoma espinocelular (CEC) mandibular na maxila (um paciente). Antes de receber um implante, o paciente com osteossarcoma foi submetido a quimioterapia pós-ressecção, enquanto o paciente com CEC foi submetido a quimioterapia e radioterapia. Apenas um FFF foi efectuado na maxila; os restantes foram efectuados na mandíbula.

Sobrevivência da aba

Neste estudo, não se registaram falhas no retalho. No entanto, no grupo de implantes imediatos, um doente foi enviado de volta com uma fratura do retalho de FFF dividido. Ocorreram duas falhas de implantes devido a esta fratura. Após a remoção destes implantes soltos e do osso fracturado, verificou-se que a parede cortical medial que ainda estava presente era estável e não estava danificada. Como resultado, o enxerto foi deixado no local.

Integração de implantes

Foi implantado um total de 54 implantes; 26 desses implantes foram efectuados em FFF, sendo 12 atrasados e 14 inseridos imediatamente. Dos 26 implantes, 12 foram implantados unicorticalmente e 14 foram inseridos bicorticalmente. A estabilidade média observada para os implantes imediatos colocados num retalho de fíbula livre foi de 73,14, enquanto a estabilidade média para os implantes retardados foi de 79,25. Em comparação com o grupo de implantação imediata, os implantes do grupo de protocolo diferido apresentaram uma estabilidade muito superior. Para cada avaliação, os implantes colocados em FFF com uma ancoragem bicortical demonstraram valores ISQ consideravelmente mais elevados - 81,29 e 69,75, respetivamente - do que os implantes colocados em FFF com uma ancoragem unicortical.

Sobrevivência do implante

Os restantes implantes foram estáveis e sobreviveram tanto na situação imediata como na situação tardia; dois implantes que foram inseridos logo após a reconstrução com um perónio livre falharam e tiveram de ser retirados. Devido à falha dos dois implantes, a taxa de sucesso a curto prazo para implantes inseridos em FFF foi de 92,6%.

Complicações

Um mês após a cirurgia FFF, um doente do grupo de implantação imediata apresentou indicações de edema e infeção. Uma fratura dividida nos implantes posteriores no lado lateral do enxerto foi revelada por imagens de TC.

RESULTADOS COMBINADOS

Em todos os estudos, foram examinados vários parâmetros para verificar o êxito da reabilitação com retalho de fíbula juntamente com a colocação imediata de implantes, tais como a condição oral, o estado dentário, a extensão da reabilitação da prótese, a sobrevivência do implante, a sobrevivência da prótese, a sobrevivência do retalho de fíbula e as complicações pós-operatórias. Algumas das várias razões para a ressecção, conforme demonstrado pelos estudos supramencionados, foram a osteorradionecrose, o adenocarcinoma, o ameloblastoma, o carcinoma de células escamosas e o osteossarcoma.

Sobrevivência da aba

Foi utilizado um total de 64 retalhos de fíbula livre para a reconstrução, dos quais apenas um retalho falhou devido a insuficiência venosa e arterial causada por uma infeção, que foi posteriormente substituído por um retalho de fíbula contralateral, mas que não causou qualquer alteração no momento da colocação do implante. Além disso, verificou-se uma perda parcial do retalho nos casos em que foram planeados implantes tardios, o que não afectou o momento da colocação do implante.

Sobrevivência do implante

Foi colocado um total de 118 implantes no doente com reconstrução de retalho de fíbula livre, dos quais 57 eram imediatos e 61 eram retardados. Dos implantes imediatos, 12 implantes falharam, tendo sido necessário extraí-los e substituí-los, em comparação com os implantes retardados, nos quais 11 implantes falharam e tiveram de ser substituídos. Os implantes apresentaram uma boa tolerabilidade e não se registou qualquer variação clínica discernível nos problemas relacionados com os implantes entre os grupos submetidos a implantação primária e secundária. As configurações de implantação primária e secundária da implantação dentária não pareceram afetar os resultados do retalho; no entanto, a implantação primária demonstrou um regresso à função mais rápido e menos dispendioso. No geral, os implantes tardios apresentaram uma taxa de sucesso de 98% em comparação com o grupo imediato de 94%.

Acompanhamento

Em comparação com 61 implantes retardados, 57 implantes imediatos em retalho de fíbula livre reconstruído mostraram um regresso precoce dos doentes para retomarem a sua função oral e mastigatória com um menor número de complicações. O tempo médio global para os implantes primários foi de 34,6 semanas, ao passo que para os implantes tardios foi de 75,4 semanas, conforme demonstrado no estudo de Ryan S. Jackson. No estudo de Deanna C Menapace, os pacientes com implantes primários começaram a utilizar os seus implantes numa média de 41,4 semanas mais cedo do que os pacientes com colocação de implantes secundários. Por último, o período de acompanhamento do implante primário foi de 80 semanas, em comparação com 126 semanas para os implantes secundários.

Complicações

Entre os 57 implantes imediatos colocados em enxerto de fíbula livre, observou-se a formação de tecido de granulação à volta do implante em 4 doentes e osso exposto perto de 2 implantes. Além disso, observou-se perda parcial do enxerto de pele da zona dadora em 4 implantes, juntamente com deiscência intra-oral em 2 e hematoma no pescoço em 1 implante imediato colocado. O edema e a infeção também foram detectados num doente deste grupo, ao passo que, entre os 61 implantes colocados tardiamente, foi observada a formação de tecido de granulação à volta de 7 implantes e osso exposto à volta de 5 implantes. O enxerto de pele parcial da zona dadora foi perdido em 8 implantes tardios. Observou-se deiscência intra-oral em 3 implantes e hematoma cervical em 4 casos de implantes secundários.

DISCUSSÃO

Muitos movimentos complexos que envolvem a cavidade bucal e a hipofaringe dependem da mandíbula. Tanto o defeito dos tecidos moles correspondente como a magnitude e a localização do defeito mandibular determinam a disfunção mandibular. A maioria das deficiências está ligada a defeitos mandibulares que afectam a região anterior. A deformidade "Andy Gump" é o resultado de deficiências extensas na mandíbula anterior. A contratura da cicatriz, os músculos masseter e temporal, e a ação sem oposição dos pterigóides medial e lateral causam um deslocamento anterior, superior e medial das restantes porções laterais da mandíbula. Os doentes não têm competência oral e têm dificuldade em falar, engolir e mastigar. Os défices laterais da mandíbula são mais toleráveis. Devido ao desvio da mandíbula provocado pela atividade muscular sem oposição na secção óssea remanescente. Ao mover a mandíbula, esta gira através do único côndilo sobrevivente, movendo-se obliquamente em vez de verticalmente. Uma malformação aparente persiste se a face inferolateral estiver coberta apenas por tecido mole. Uma máscara eficaz para anomalias posteriores é fornecida pelos tecidos moles que cobrem a ATM e o ramo. Por outro lado, se essas anomalias não forem corrigidas, o desvio mandibular e os problemas de mastigação e oclusão continuarão. A ressecção de carcinomas espinocelulares (CEC) avançados, que se estendem dos tecidos intra-orais para invadir a mandíbula, é a principal causa da maioria das anomalias da mandíbula. A restauração destas anomalias mandibulares é complicada por uma série de circunstâncias, incluindo a condição sistémica do doente, se presente, o trismo e cicatrizes significativas de uma cirurgia ou radioterapia prévia. A perda de osso é frequentemente acompanhada por grandes anomalias dos tecidos moles da língua, mucosa bucal, maxila e/ou pele da bochecha. Para além disso, pode ser necessária radioterapia pós-operatória. A reconstrução da mandíbula é efectuada mais frequentemente em casos de carcinoma espinocelular e menos frequentemente após a remoção de uma neoplasia óssea primária maligna ou de um tumor benigno (como o ameloblastoma ou a displasia fibrosa). Outras causas de anomalias mandibulares incluem osteoradionecrose, infecções e traumatismos (como ferimentos de bala e acidentes de automóvel). O objetivo da reconstrução é manter ou restaurar a função, conseguir o encerramento imediato e completo da ferida e produzir um resultado esteticamente agradável. Para a reparação mandibular, o perónio é o retalho ósseo preferido devido às suas muitas vantagens. Estas vantagens incluem uma peça longa (20-26 cm) de osso acessível, um pedículo vascular que é bastante longo e tem vasos de grande calibre, boa qualidade óssea e a capacidade de moldar o osso através de múltiplas osteotomias.[16] As equipas ablativa e reconstrutiva podem operar simultaneamente devido à posição do perónio. Dada a proximidade do nervo sural, a colheita do enxerto nervoso pode ser efectuada através da mesma incisão, eliminando a necessidade de um segundo local dador no caso de ser necessária a reconstrução do nervo alveolar inferior. O retalho de fíbula pode ser colocado pela técnica de duplo barril, por enxerto de borda superior ou por enxerto de borda inferior, de acordo com a necessidade da altura desejável para a reconstrução.[16]

A fíbula vascularizada ajuda a restaurar a forma e a estrutura da mandíbula, mas a reabilitação total deve, idealmente, incluir a substituição da dentição. A colocação de dentes osseointegrados pode reconstruir quase totalmente a forma e a função. Foram observados resultados positivos com implantes posicionados tanto primariamente (durante a reconstrução da mandíbula) como secundariamente (alguns meses após a cirurgia).[10] As vantagens da inserção imediata de implantes durante a reconstrução incluem um acesso mais rápido ao osso, uma reabilitação oral mais rápida e uma identificação mais fácil das ligações interdentárias (Hundepool et al., 2008). No entanto, esta estratégia apresenta uma série de desvantagens. Os implantes inseridos imediatamente num retalho de osso livre podem comprometer a vascularização do osso. Os efeitos terapêuticos da radiação de retrodifusão dos implantes nos tecidos circundantes e o impacto da radiação na osteointegração precoce são desconhecidos em doentes que necessitam de radioterapia pós-operatória (Ihde et al., 2009). Além disso, não é prático fornecer uma prótese até que os tecidos moles orais estejam cicatrizados (Hayter e Cawood, 1996). A capacidade de escolher pacientes saudáveis, motivados e obviamente sem doenças é uma das vantagens de uma implantação tardia. Outra é a capacidade de organizar procedimentos em maxilares integrados, combinando a cirurgia dos tecidos moles e do osso numa só operação (Hayter e Cawood, 1996). Diversas variáveis, incluindo a idade, o diâmetro do implante, a cooperação do paciente, a radiação, a má higiene oral e a capacidade de cicatrização do paciente, foram relacionadas com a taxa de sucesso dos implantes implantados em FFF. As taxas de sucesso relatadas na literatura variam de 86% a 100%.[10] Além disso, foi referido que as taxas de sucesso podem diminuir com o tempo. Embora a taxa de sucesso no estudo de Wu et al. fosse de 95% ao fim de um ano, era de apenas 87% ao fim de cinco anos. Teoh et al. mostraram resultados semelhantes ao fim de 1, 5 e 10 anos, com 97%, 97% e 79,9%, respetivamente. Além disso, os implantes colocados no osso alveolar nativo tiveram uma taxa de sobrevivência semelhante aos implantes inseridos no FFF, de acordo com Jackson et al. São necessários pelo menos cinco anos de acompanhamento para avaliações precisas da taxa de sobrevivência dos implantes. A utilização de retalhos contendo osso, especialmente os retalhos fibulares, é maioritariamente utilizada para a reconstrução mandibular devido ao seu rico fornecimento de sangue ao periósteo e à capacidade de incorporação precoce do enxerto juntamente com os implantes. A partir do estudo de Menapace DC et al., pode dizer-se que o enxerto de fíbula não é afetado pela colocação imediata ou tardia de implantes e é ideal para qualquer um dos dois.[15] No entanto, de acordo com o nosso estudo, os implantes retardados tiveram um melhor prognóstico em comparação com os implantes imediatos no enxerto de fíbula livre. Entre os 118 implantes, dos quais

57 eram imediatos e 61 eram retardados, 12 implantes do grupo imediato tiveram de ser extraídos e substituídos devido a falha, enquanto apenas 11 implantes do grupo retardado falharam. Por conseguinte, registou-se uma taxa de sucesso de 98% na colocação de implantes tardios e de 94% na colocação de implantes imediatos. No caso da radioterapia administrada, os implantes retardados apresentaram melhores resultados do que os implantes imediatos. Num estudo realizado por Ryan S. Jackson et al., a implantação primária demonstrou um retorno à função mais rápido e menos dispendioso quando comparado com a colocação de implantes retardados. Dos 57 implantes imediatos inseridos no enxerto de fíbula livre, quatro doentes apresentavam formação de tecido de granulação à volta do implante e dois tinham osso exposto perto do implante. Adicionalmente, 4 implantes tiveram perda parcial do enxerto de pele da zona dadora, 2 tiveram deiscência intra-oral e 1 teve um hematoma no pescoço assim que o implante foi colocado. Um doente deste grupo também sofreu edema e infeção e, das 61 colocações tardias de implantes, foi observada a formação de tecido de granulação à volta de sete implantes e osso exposto à volta de cinco implantes. Em 8 implantes tardios, perdeu-se uma parte do enxerto de pele do local dador. Três implantes apresentaram deiscência intra-oral, enquanto quatro implantes secundários apresentaram hematomas cervicais. Assim, pudemos concluir que as complicações nos implantes imediatos e tardios foram comparáveis e variaram de acordo com os pacientes. Para os procedimentos FFF, há incerteza quanto ao melhor momento para a inserção dos implantes. Alguns autores, como Ferrari S. et al. e Ryan S. Jackson[8] , defendem o implante imediato, enquanto outros são a favor do implante tardio. Devido aos tempos de tratamento mais curtos e às taxas de sucesso teoricamente comparáveis, foi recomendada a implantação imediata. Por outro lado, várias investigações, como no estudo de Ferrari s. et.sl., documentaram uma redução da viabilidade óssea em resultado da interrupção do fluxo sanguíneo, tempos cirúrgicos prolongados devido a dificuldades técnicas

ou implantes mal posicionados com implantação imediata.[13]

Mas, para dar tempo à modelação óssea e à reparação muscular, é preferível colocar implantes seis a doze meses após o procedimento FFF. O atraso na colocação de implantes dá ao retalho mais tempo para desenvolver uma vascularização adequada. Para além disso, considera-se que os primeiros seis meses são particularmente cruciais para a remodelação óssea (Faith cabber et.al). Os doentes que foram submetidos a radioterapia são mais adequados para uma implantação diferida.[12]

RESUMO E CONCLUSÃO

A partir da nossa revisão sistemática, podemos concluir que, após uma ressecção mandibular segmentar, a reconstrução com retalho livre microvascular oferece uma base estável sobre a qual pode ser fabricada uma prótese. Está provado que a fíbula é um osso saudável no qual os implantes podem ser colocados e suportar uma prótese dentária. Os implantes dentários não parecem afetar os resultados do retalho, quer no contexto do implante primário, quer no contexto do implante secundário. Ao comparar os pacientes submetidos a implantes primários com os submetidos a implantes secundários após a ressecção, a osteointegração e a sobrevivência dos implantes, bem como a taxa de complicações, foram comparáveis. No entanto, em comparação com a colocação de implantes secundários, a implantação primária permitiu que os pacientes retomassem a alimentação oral e começassem a utilizar a sua prótese mais cedo no processo de cicatrização. Além disso, o custo dos procedimentos foi reduzido em 24% no caso da implantação primária, o que deve encorajar os cirurgiões a considerar a implantação primária após o enxerto de retalho fibular livre. No entanto, nos casos em que foi administrada radioterapia, os implantes tardios foram preferíveis aos implantes imediatos e constituíram a primeira escolha dos cirurgiões devido ao risco de osteorradionecrose. Além disso, em caso de ressecção devido a doença maligna, os pacientes optaram mais por implantes retardados devido à maior motivação após a cicatrização e ao facto de se encontrarem num estado livre de doença. São necessários estudos com um número maior de indivíduos e um acompanhamento mais longo para avaliar melhor os resultados dos implantes imediatos versus implantes tardios na reconstrução da mandíbula com retalho livre de fíbula. No entanto, no âmbito desta revisão, tanto a colocação imediata como a diferida têm resultados comparáveis e podem ser escolhidas consoante o caso.

REFERÊNCIAS

1. Huryn JM, Zlotolow IM, Piro JD, Lenchewski E. Implantes osseointegrados em mandíbulas reconstruídas com retalho livre de fíbula microvascular. The Journal of Prosthetic Dentistry. 1993 Nov 1;70(5):443-6.

2. Hayter JP, Cawood JI. Reabilitação oral com implantes endósteos e retalhos livres. Revista internacional de cirurgia oral e maxilofacial. 1996 Feb 1;25(1):3-12.

3. Hundepool AC, Dumans AG, Hofer SO, Fokkens NJ, Rayat SS, Van der Meij EH, Schepman KP. Reabilitação após reconstrução mandibular com retalho livre de fíbula: resultado clínico e avaliação da qualidade de vida. Revista internacional de cirurgia oral e maxilofacial. 2008 Nov 1;37(11):1009-13.

4. Anne-Gaëlle B, Samuel S, Julie B, Renaud L, Pierre B. Colocação de implantes dentários após reconstrução mandibular com retalho livre microvascular da fíbula: conhecimentos actuais e questões remanescentes. Oral oncology. 2011 Dec 1;47(12):1099-104.

5. Ferrari S, Copelli C, Bianchi B, Ferri A, Poli T, Ferri T, Gallesi P, Sesenna E, Brevi BC. Reabilitação com implantes endósseos na reconstrução mandibular com retalho livre de fíbula: uma série de casos de até 10 anos. Journal of Cranio-Maxillofacial Surgery. 2013 Mar 1;41(2):172-8.

6. Schepers RH, Kraeima J, Vissink A, Lahoda LU, Roodenburg JL, Reintsema H, Raghoebar GM, Witjes MJ. Precisão da reconstrução maxilofacial secundária com enxertos de fíbula pré-fabricados utilizando planeamento 3D e reconstrução guiada. Jornal de Cirurgia Cranio-Maxilo-Facial. 2016 Abr 1;44(4):392-9.

7. Zhang L, Ding Q, Liu C, Sun Y, Xie Q, Zhou Y. Sobrevivência, função e complicações dos implantes orais colocados em retalhos ósseos na reabilitação dos maxilares: uma revisão sistemática. Int J Prosthodont. 2016 Mar 1;29(2):115-25.

8. Jackson RS, Price DL, Arce K, Moore EJ. Avaliação dos resultados clínicos do implante dentário osseointegrado de retalhos livres de fíbula para reconstrução mandibular. JAMA facial plastic surgery. 2016 May 1;18(3):201-6.
9. Sozzi D, Novelli G, Silva R, Connelly ST, Tartaglia GM. Reabilitação de implantes na reconstrução com retalho livre de fíbula: Um estudo retrospetivo de casos com 1-18 anos após a cirurgia. Journal of Cranio-Maxillofacial Surgery. 2017 Oct 1;45(10):1655-61.
10. Attia S, Wiltfang J, Pons-Kühnemann J, Wilbrand JF, Streckbein P, Kähling C, Howaldt HP, Schaaf H. Sobrevivência de implantes dentários colocados em retalhos livres de fíbula vascularizados após a reconstrução da mandíbula. Jornal de Cirurgia Cranio-Maxilo-Facial. 2018 Aug 1;46(8):1205-10.
11. Menapace DC, Van Abel KM, Jackson RS, Moore EJ. Implante endósseo primário vs secundário após reconstrução de tecido livre fibular da mandíbula para osteoradionecrose. Cirurgia plástica facial JAMA. 2018 Sep 1;20(5):401-8.
12. Cabbar F, Durmuş Kocaaslan FN, Saçak B, Çapar GD, Çelebiler Ö. Resultados da estabilidade do implante após retalhos de fíbula livre revascularizados imediatos e atrasados: Um estudo comparativo preliminar. Jornal internacional de implantes orais e maxilofaciais. 2018 Nov 1;33(6).
13. Patel SY, Kim DD, Ghali GE. Reconstrução maxilofacial utilizando retalhos livres de fíbula vascularizados e implantes endósseos. Clínicas de Cirurgia Oral e Maxilofacial. 2019 May 1;31(2):259-84.
14. Nguyen TT, Eo MY, Myoung H, Kim MJ, Kim SM. Próteses fixas e removíveis suportadas por implantes na mandíbula fibular. Jornal Internacional de Implantodontia. 2020 Dec;6(1):1-9.
15. Diab J, Leinkram D, Wykes J, Cheng K, Wallace C, Howes D, Singh J, Palme C, Clark J. Reconstrução maxilofacial com retalhos pré-fabricados pré-laminados e livres de osso. ANZ Journal of Surgery. 2021 Mar;91(3):430-8.
16. Illand C, Destruhaut F, Luis Porporatti A, Wulfman C, Naveau A, Rignon-Bret C. Taxa de Sobrevivência de Implantes em Mandíbulas Reconstruídas com

Retalhos Livres de Fíbula após Tumores Orais: Uma Revisão Sistemática e Meta-Análise. Jornal Internacional de Implantes Orais e Maxilofaciais. 2023 Sep 1;38(5).

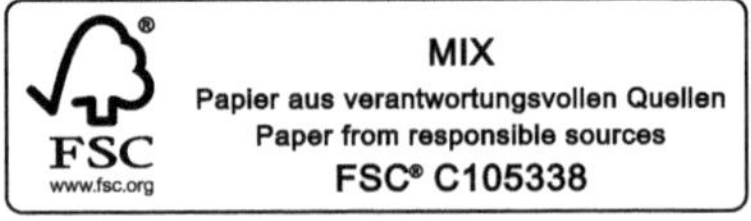

Printed by Books on Demand GmbH, Norderstedt / Germany